목차

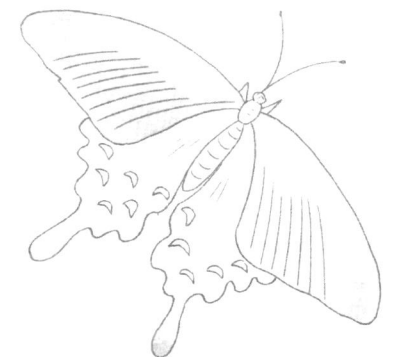

호랑이	2	까치와 호랑이	14
나비	3	목련과 참새	15
책가도 1	4	꽃과 새	16
문자도 '효'	5	학	17
문자도 '예'	6	절구 찧는 토끼들	18
패랭이꽃과 제비	7	뛰어오르는 잉어	19
초충도	8	고양이와 나비	20
꽃과 곤충	9	책가도 3	21
모란도	10	수탉과 암탉	22
모란 화병	11	복숭아와 학	23
책가도 2	12	문자도 '염'	24
연못과 원앙	13		

액운을 막는 호랑이

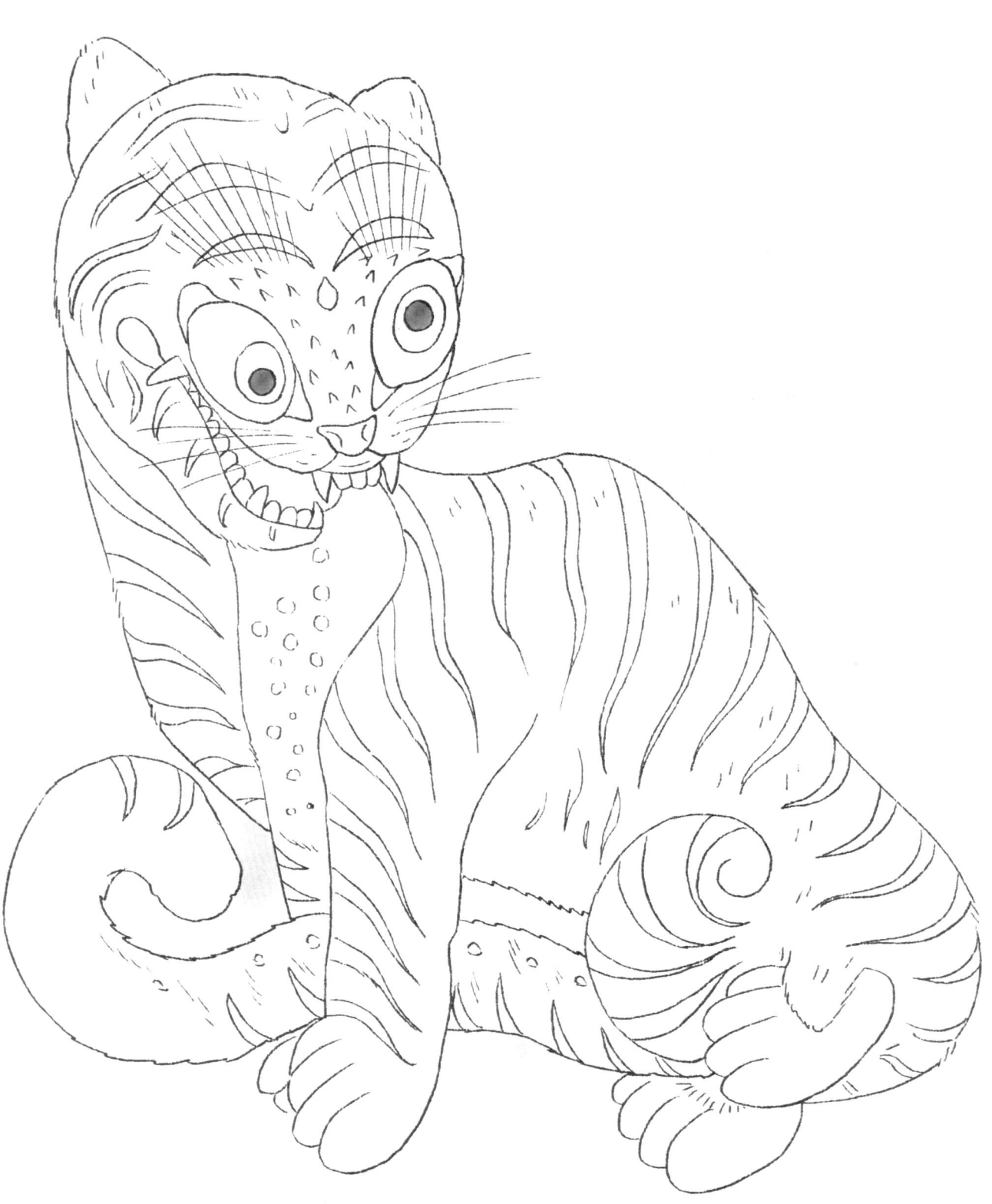

민화 속 호랑이는 어떻게 생겼는지 관찰해 보세요.

훨훨 노니는 나비

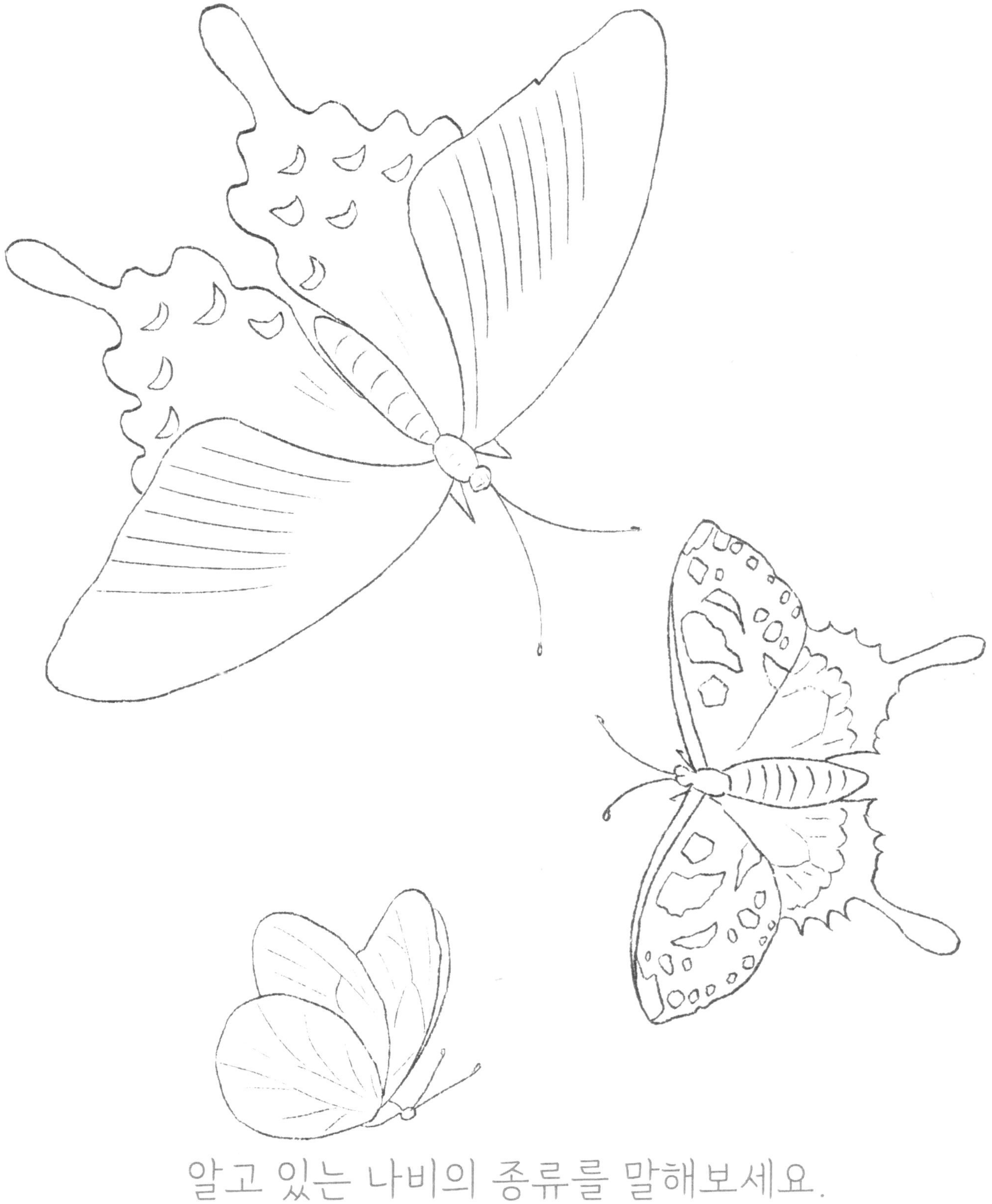

알고 있는 나비의 종류를 말해보세요.

책가도 1

책가도는 책을 비롯해 문방구와 도자기, 향로 등이
책가 안에 놓인 모습을 그린 민화입니다.

부모에 대한 공경을 담은 문자도 '효'

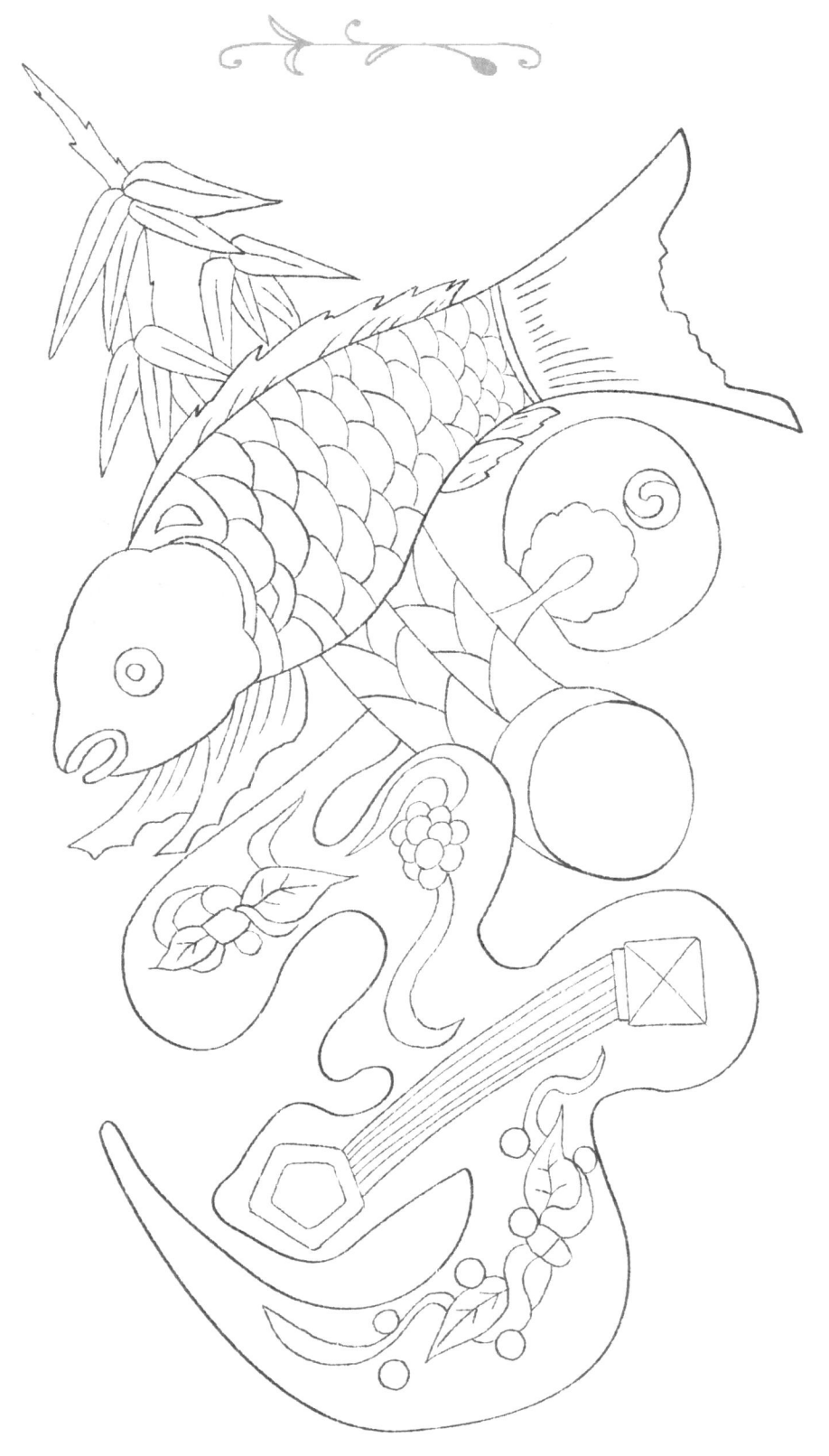

부모님께 공경하는 방법은 어떤 것이 있을까요?

문자도 '예'

문자도는 한문자와 그 의미를 형상화한 그림입니다.

패랭이꽃과 제비

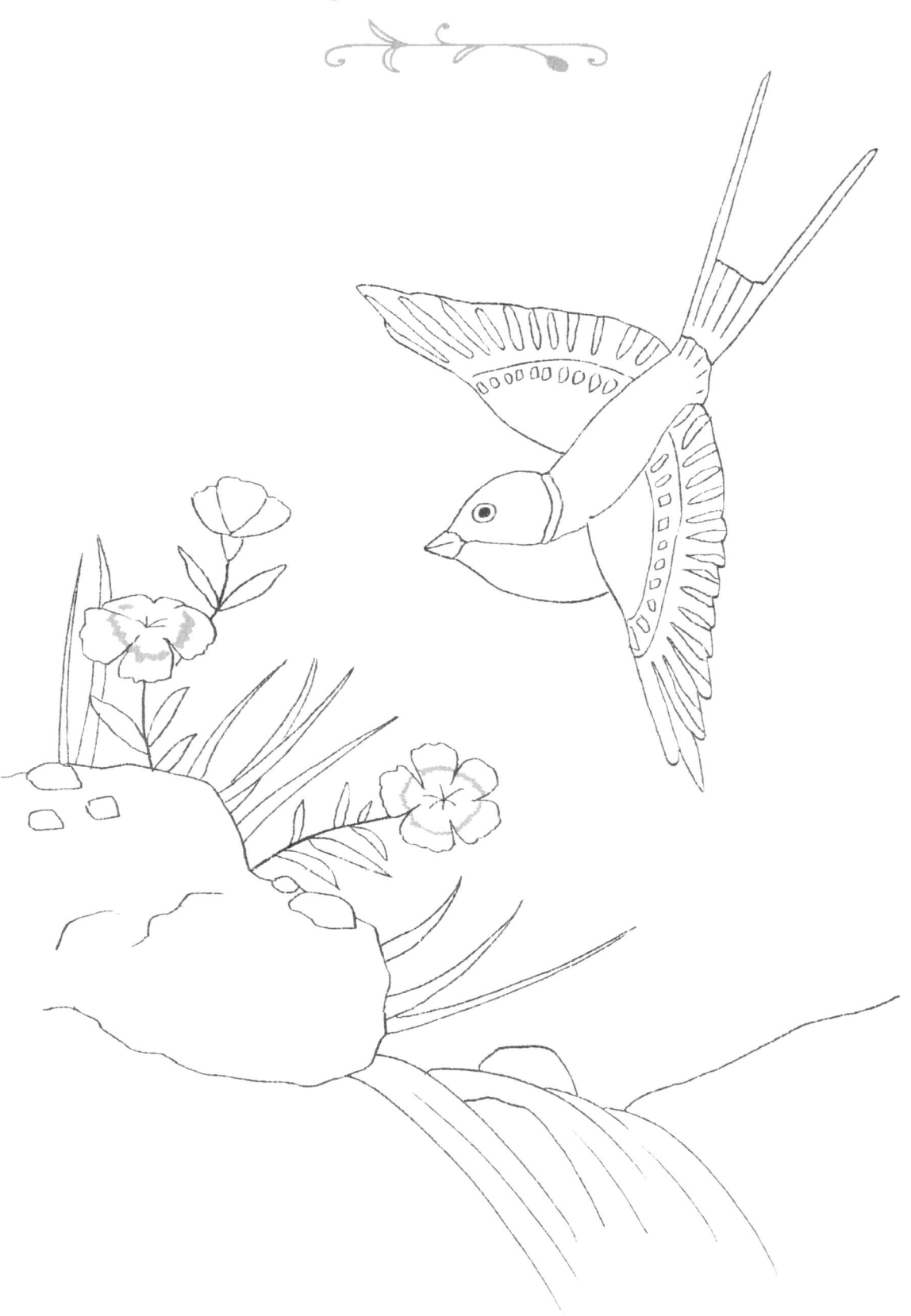

제비가 나오는 전래동화는 어떤 것이 있을까요?

신사임당의 초충도

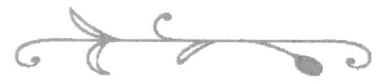

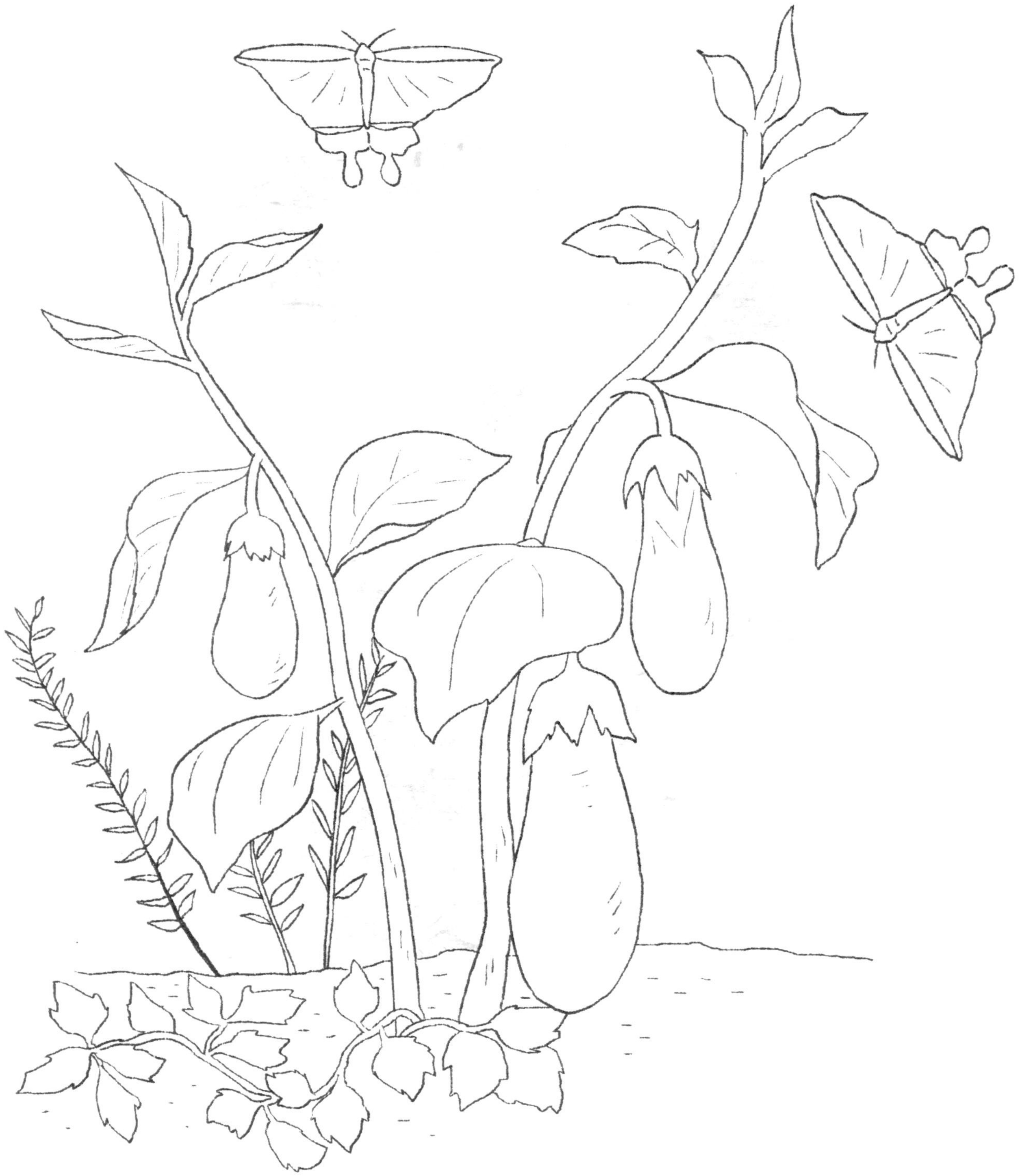

위 그림에는 어떤 동식물이 보이나요?

아름다운 꽃과 곤충

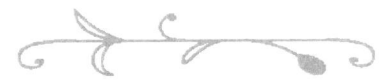

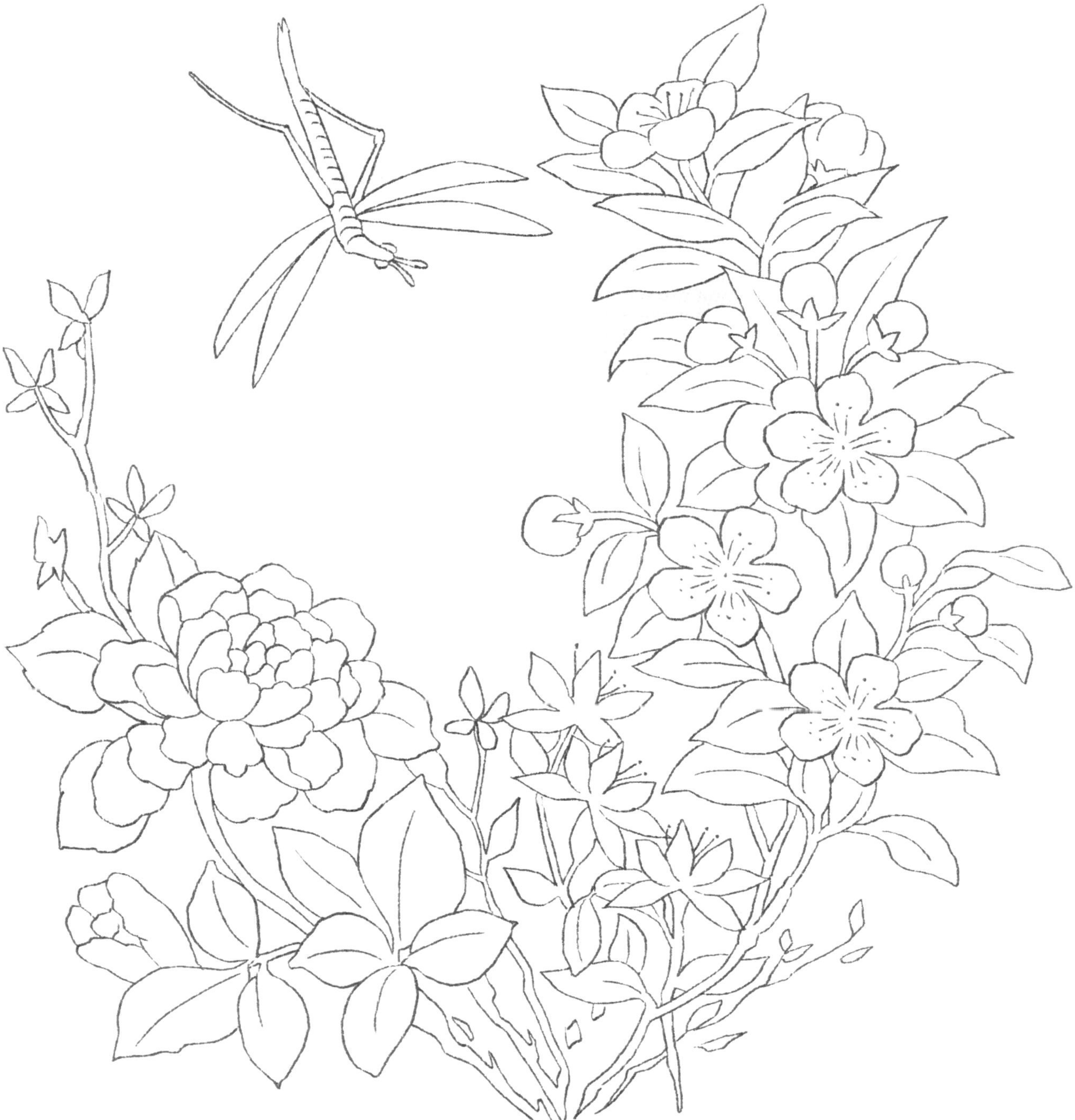

곤충의 이름 세 가지를 말해보세요.

크고 화려한 모란도

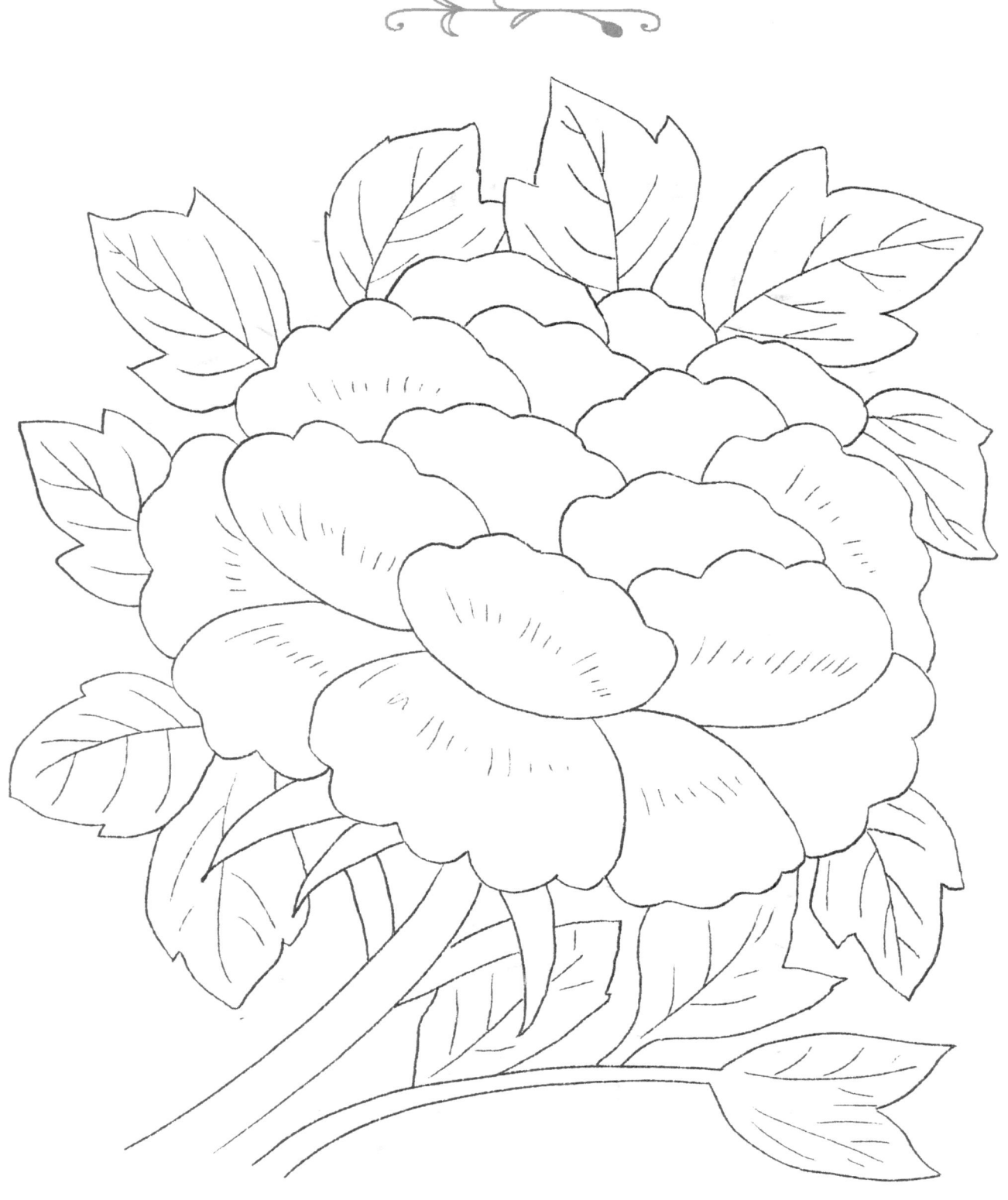

색이 화려하고 크기가 큰 모란은 부귀영화를 상징합니다.

모란 화병

나무의 이름 세 가지를 말해보세요.

책가도 2

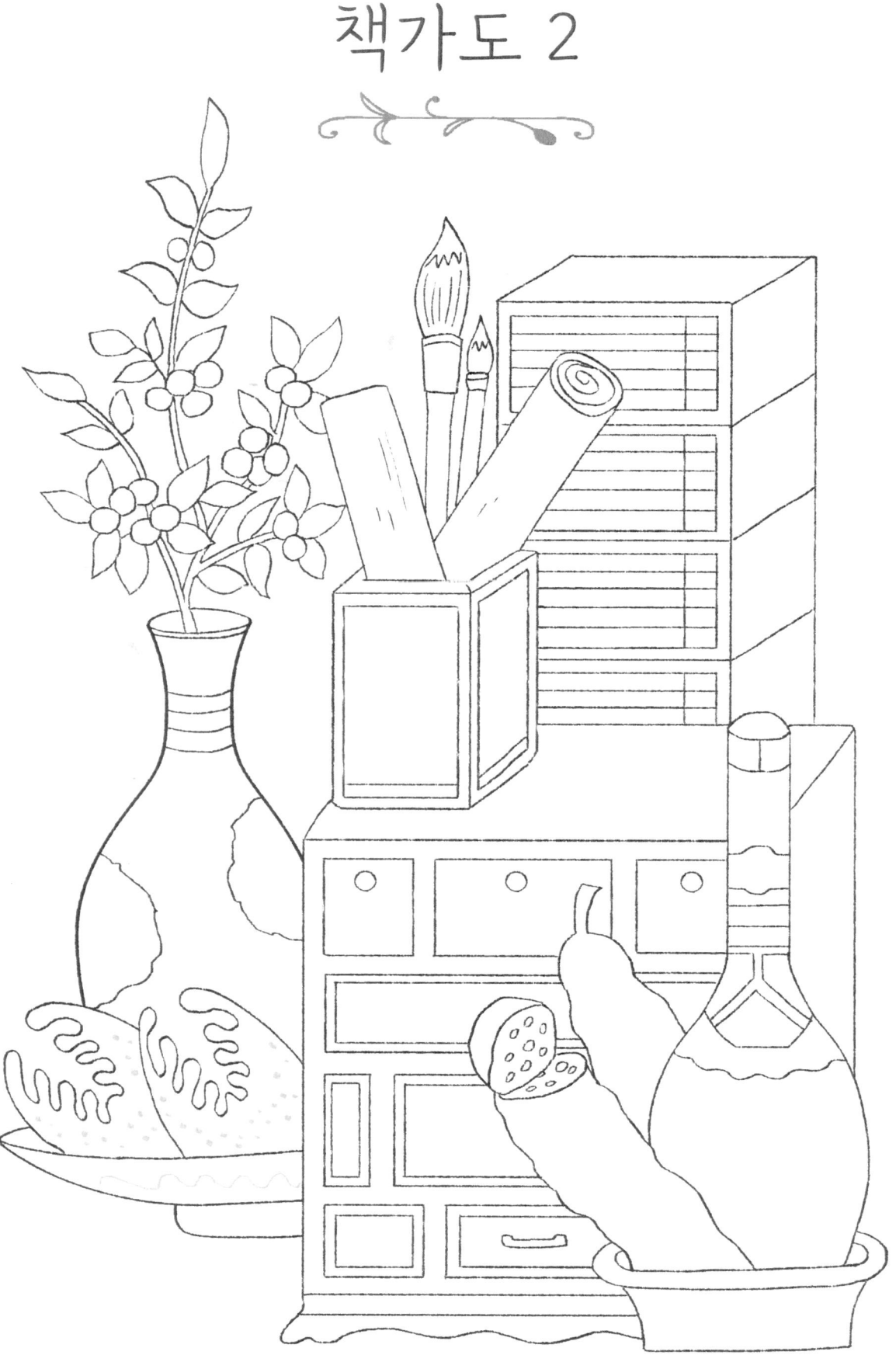

그림에 보이는 물건은 어떤 것들이 있나요?

연꽃이 활짝 핀 연못과 원앙

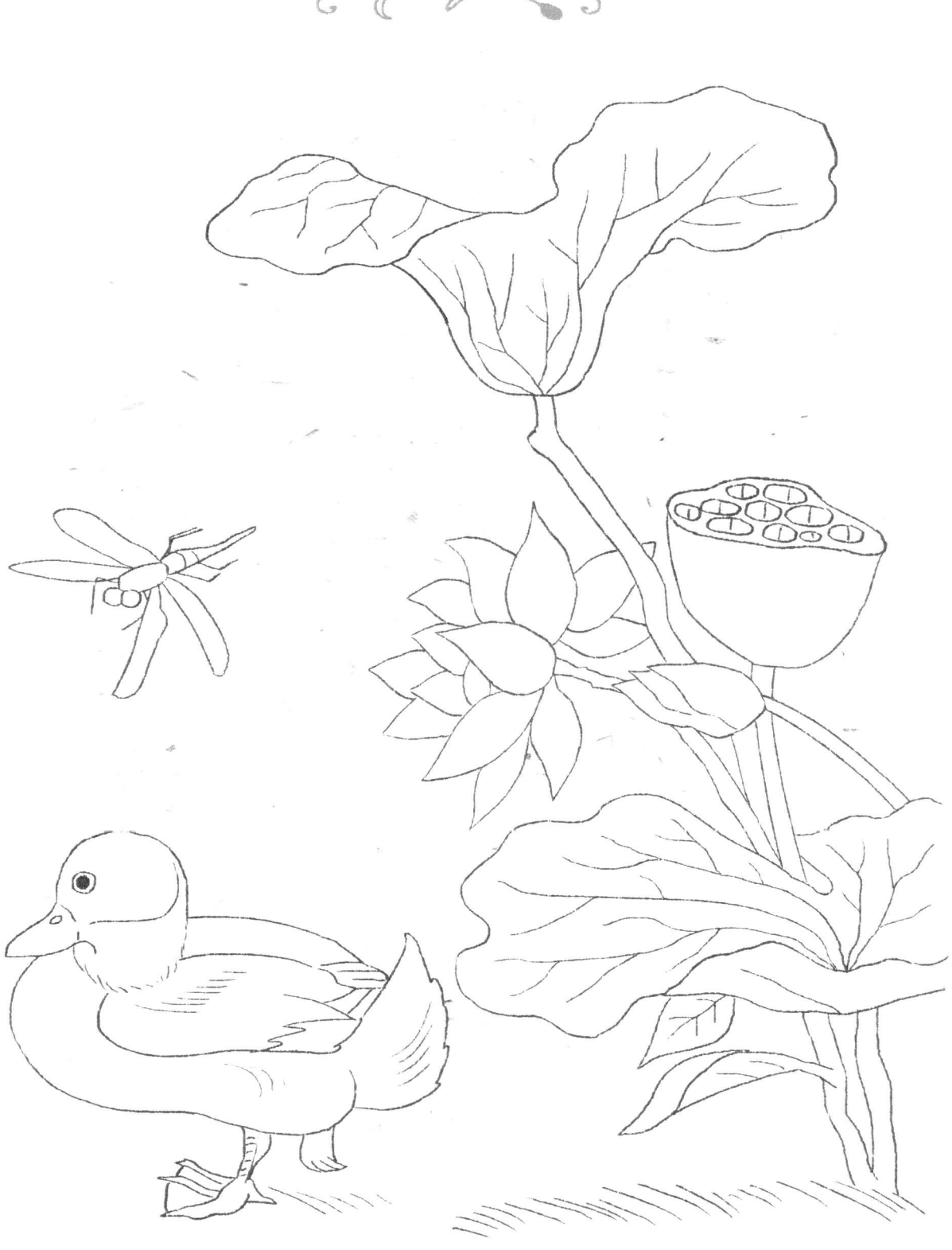

연꽃이 개화하는 시기는 언제일까요?

길운을 부르는 까치와 호랑이

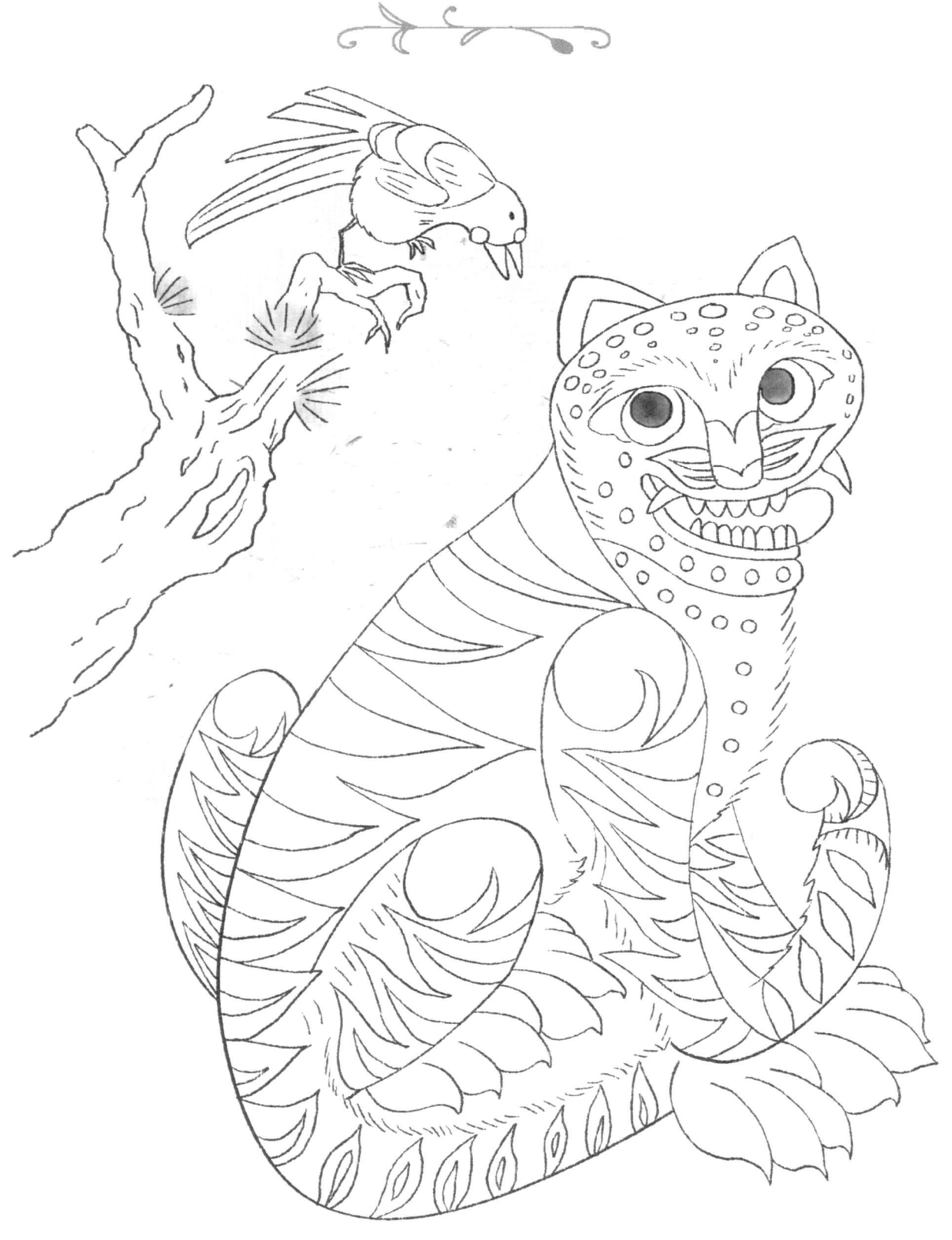

우리나라에서 예로부터 좋은 소식을 전해주는
길조라고 여겨지는 새는 무엇일까요?

목련과 참새

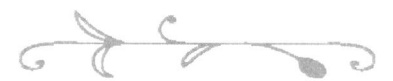

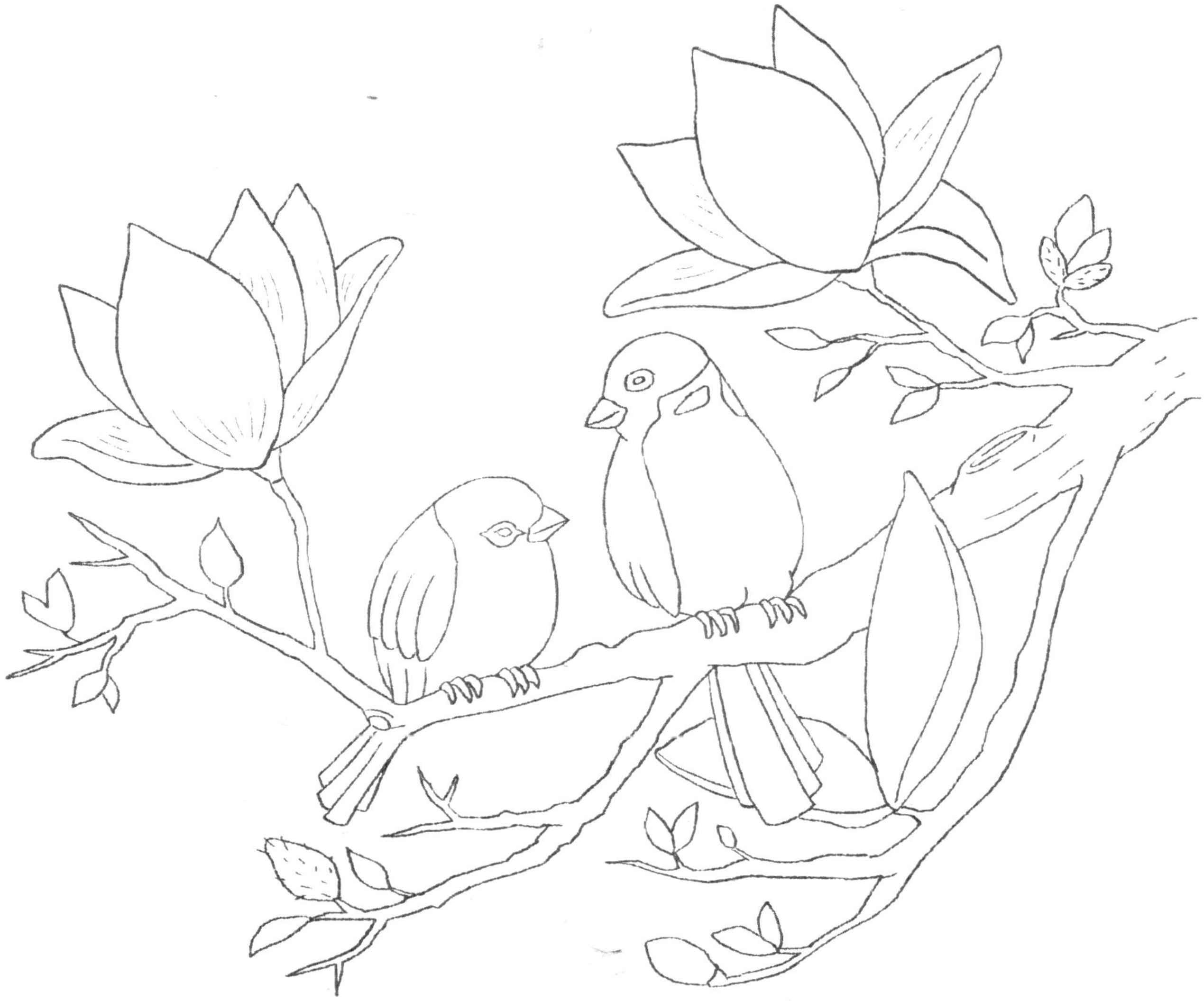

알고 있는 새의 이름 3가지를 말해보세요.

화려한 꽃과 새

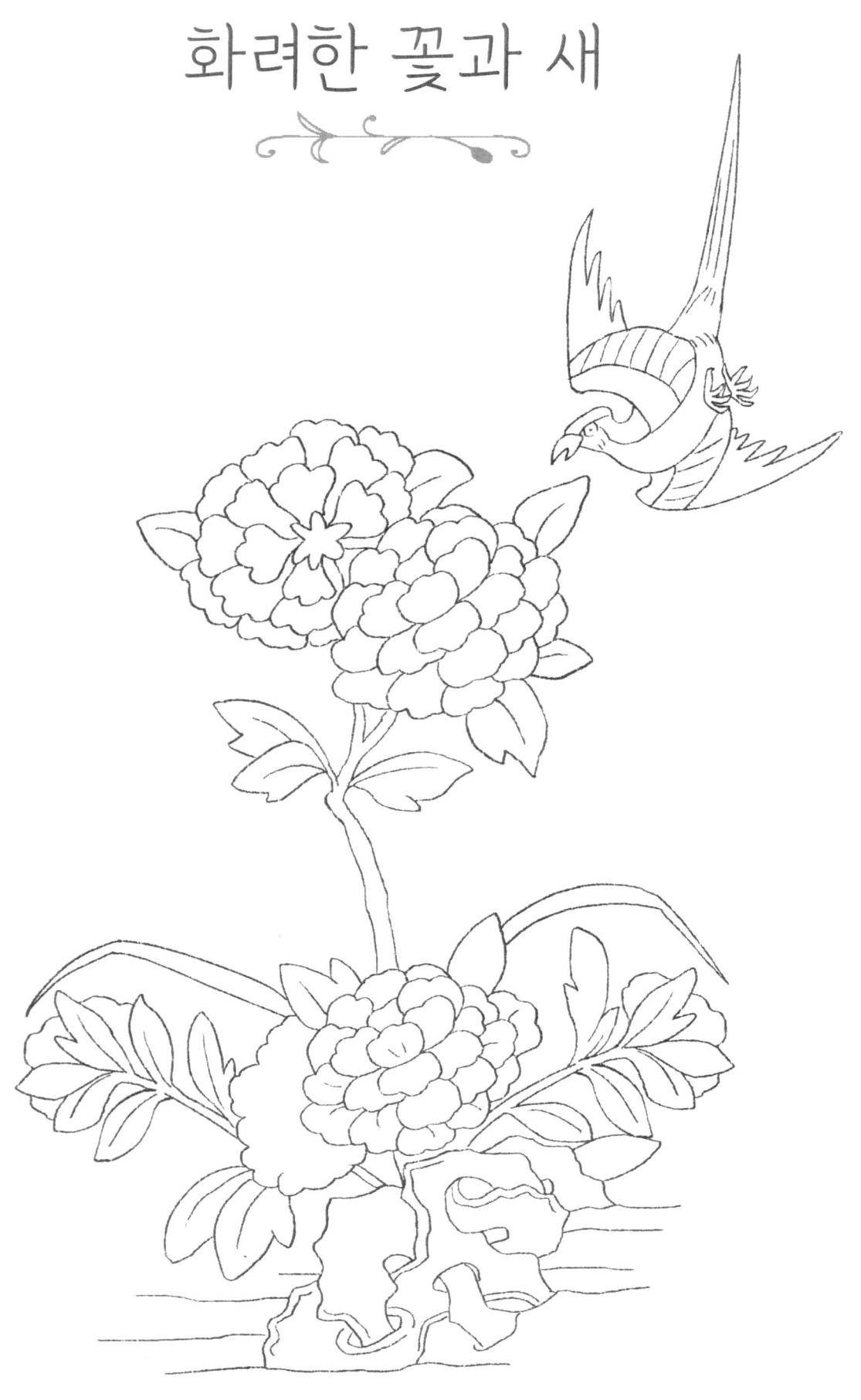

내가 가장 좋아하는 꽃은 무엇인가요?

장수의 상징, 학

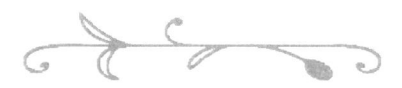

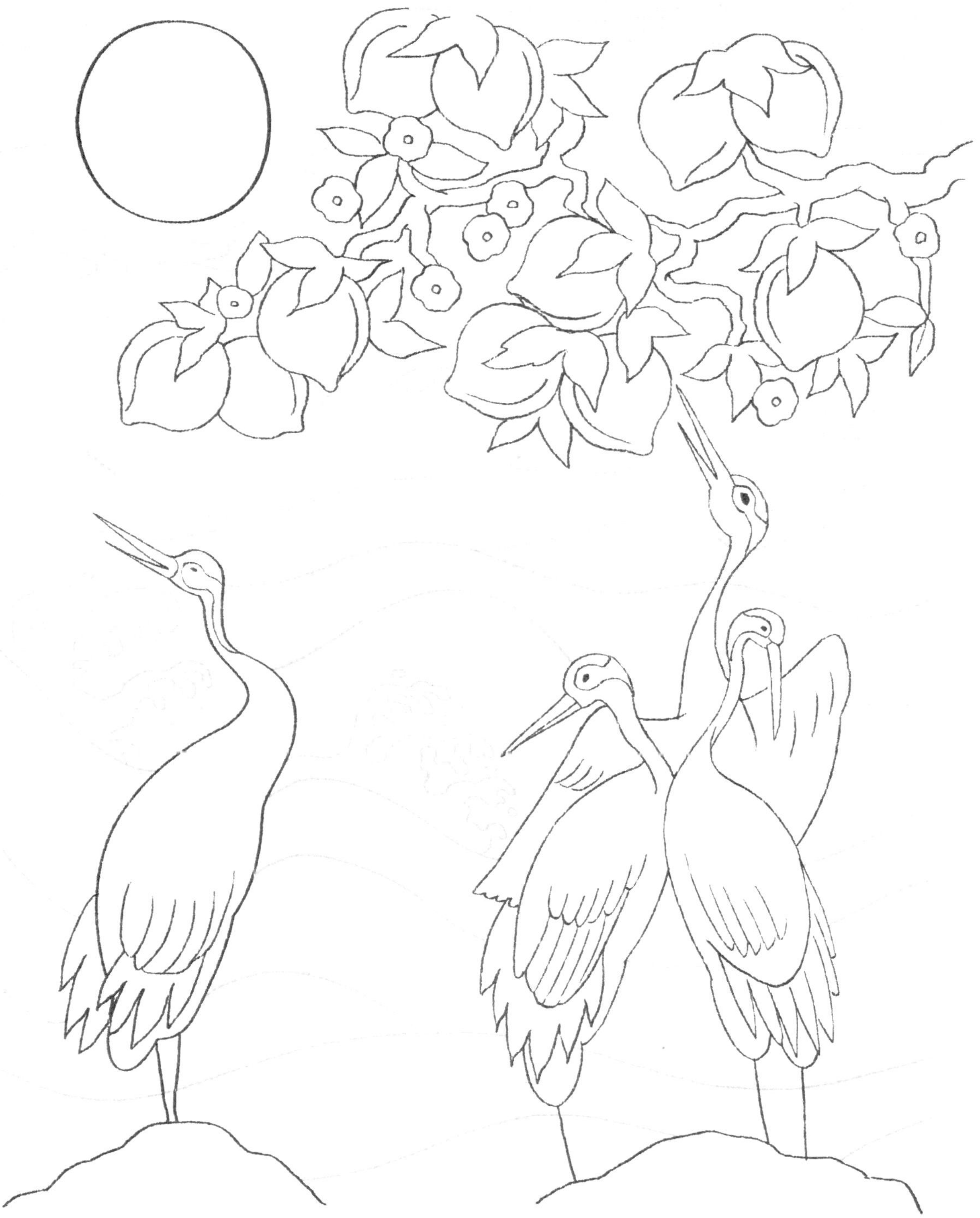

위 그림에는 복숭아가 몇 개 있나요?

절구 찧는 토끼들

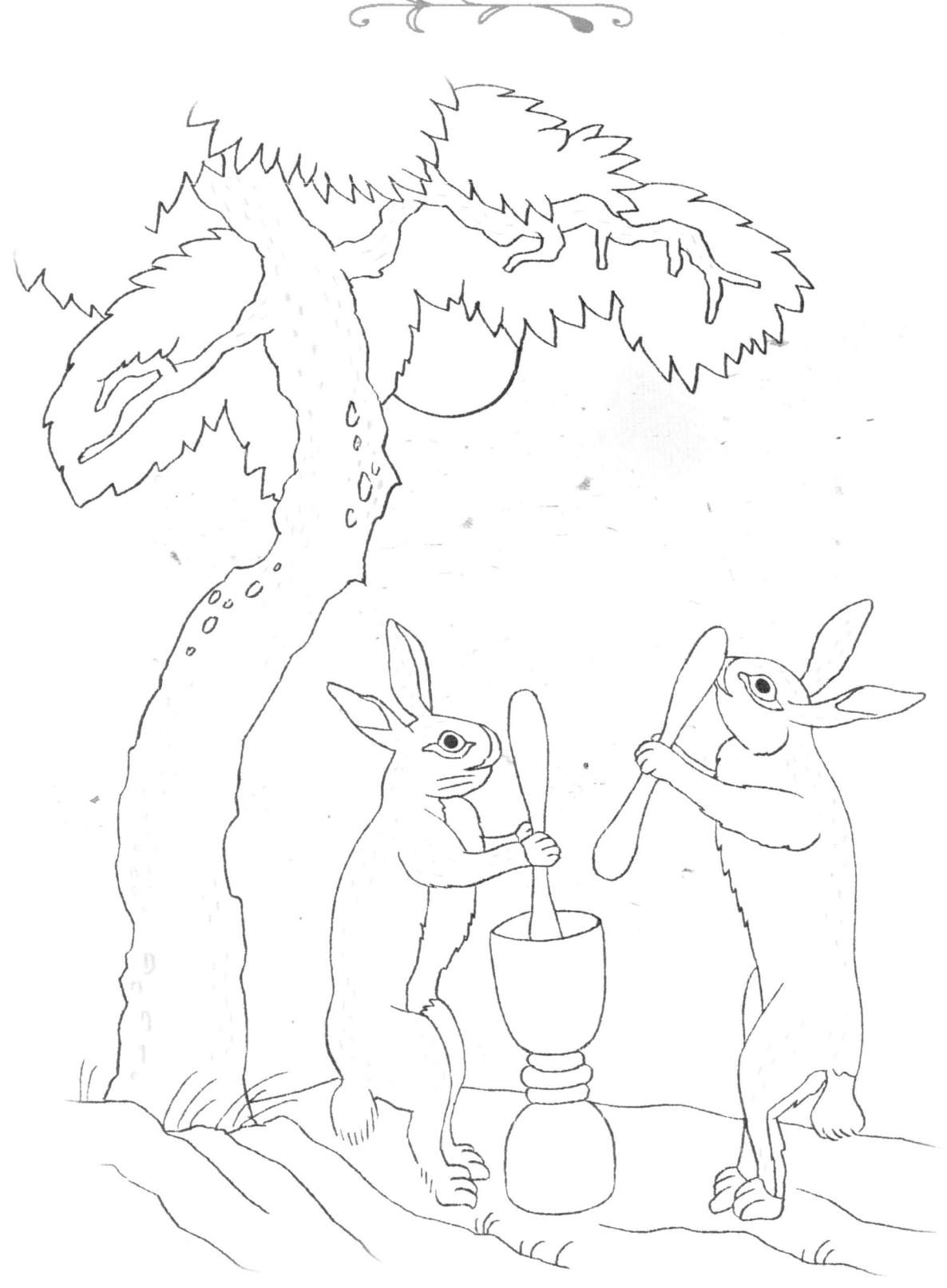

민화에서 방아 찧는 토끼는 장수를 의미합니다.

뛰어오르는 잉어

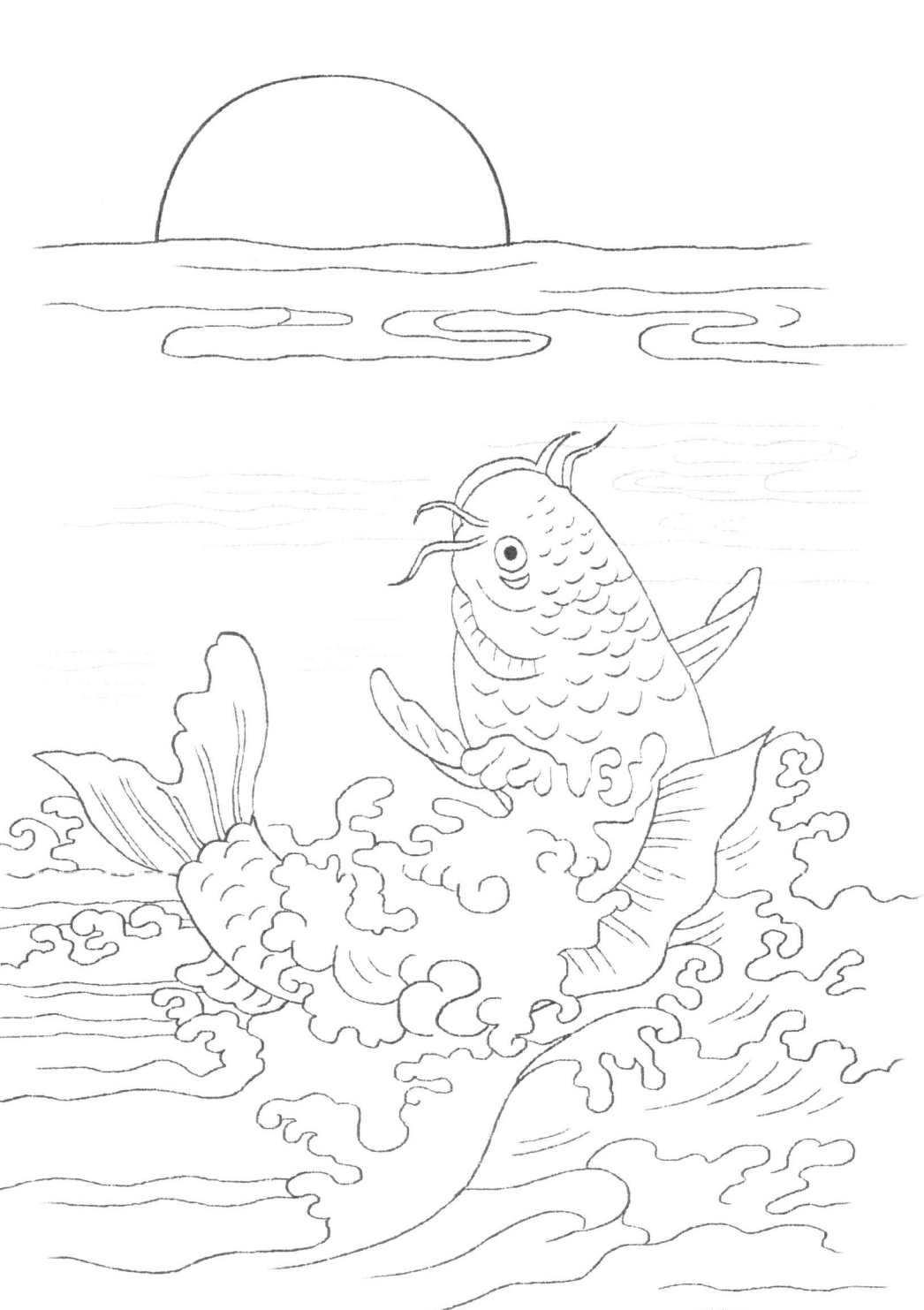

뛰어오르는 잉어는 합격을 바라는 의미를 담은 민화입니다.

고양이와 나비

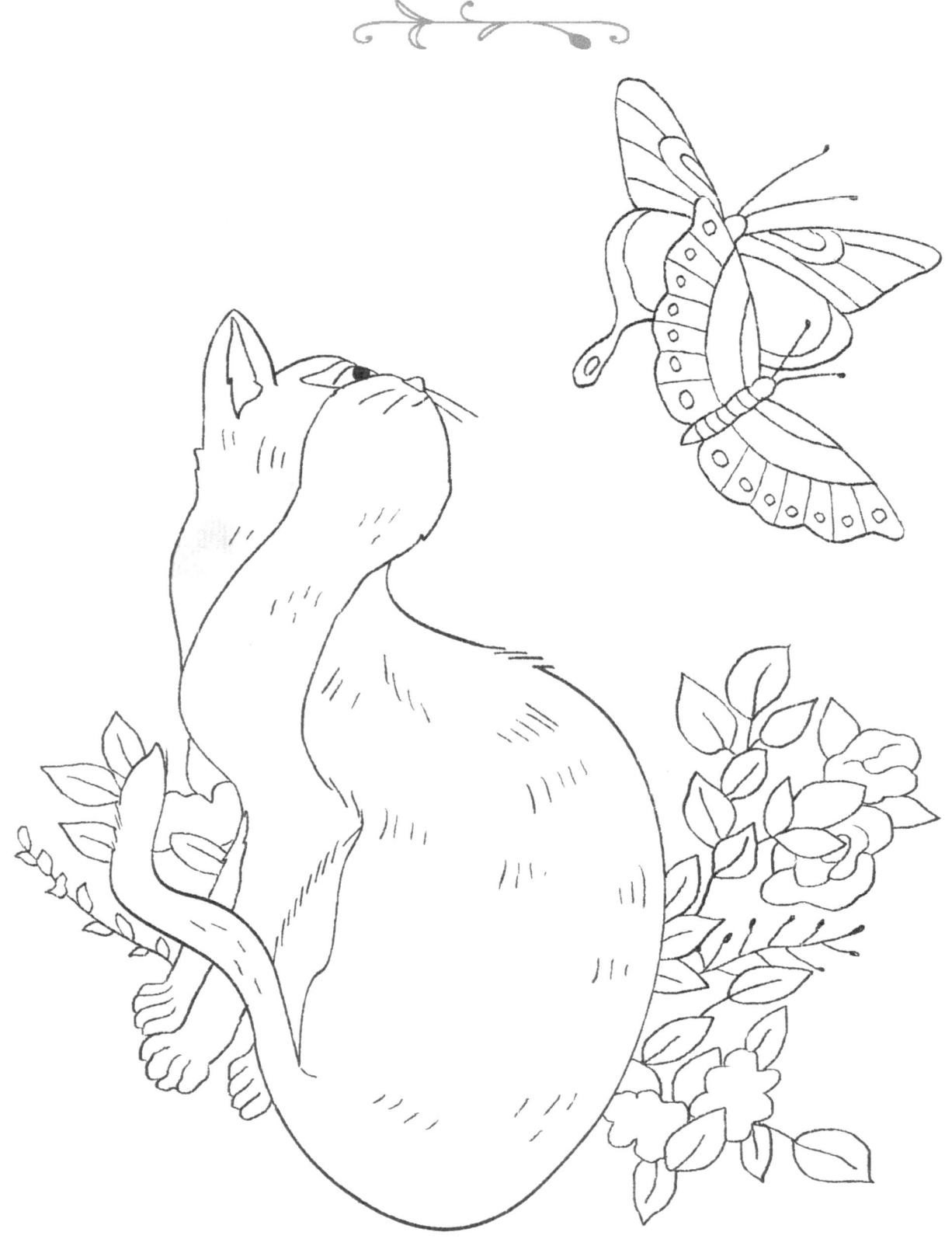

고양이와 나비가 함께 있는 민화는 노인이 평화롭게 어울려 산다는 장수의 의미를 담고 있습니다.

책가도 3

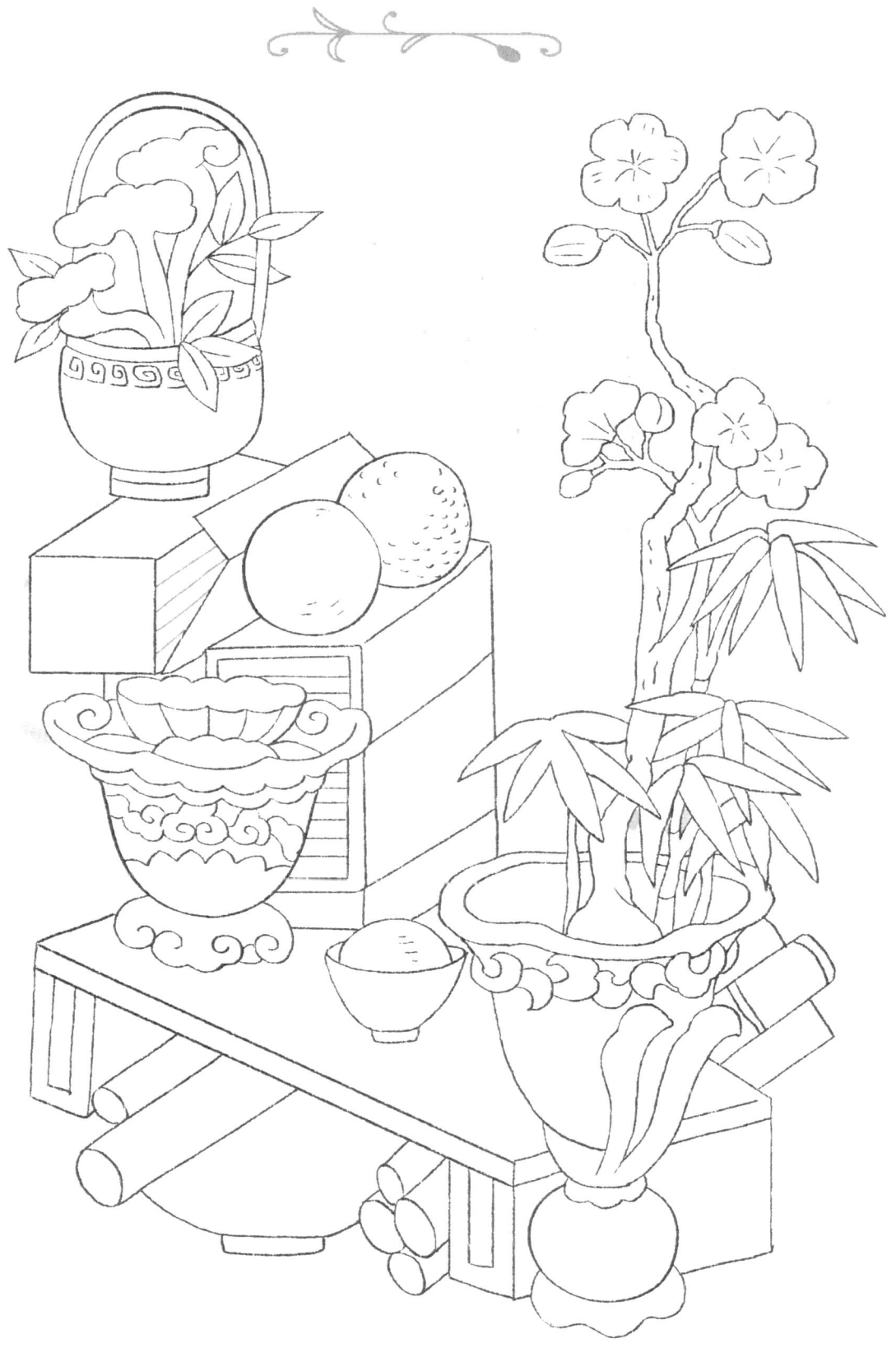

문방구에 가면 어떤 물건이 있나요?

우리에게 친근한 수탉과 암탉

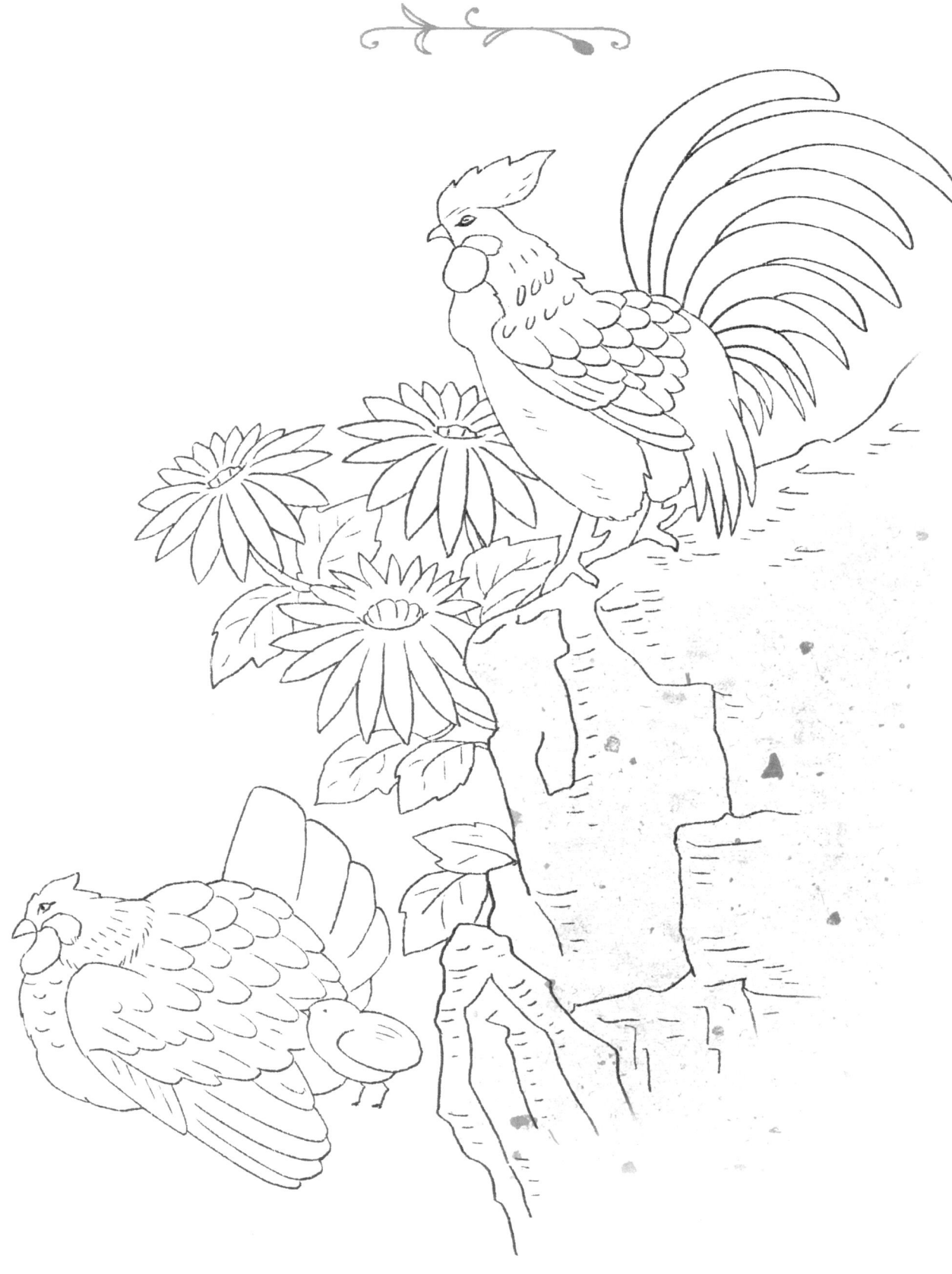

수탉과 암탉은 어떤 차이점이 있나요?

복숭아와 학

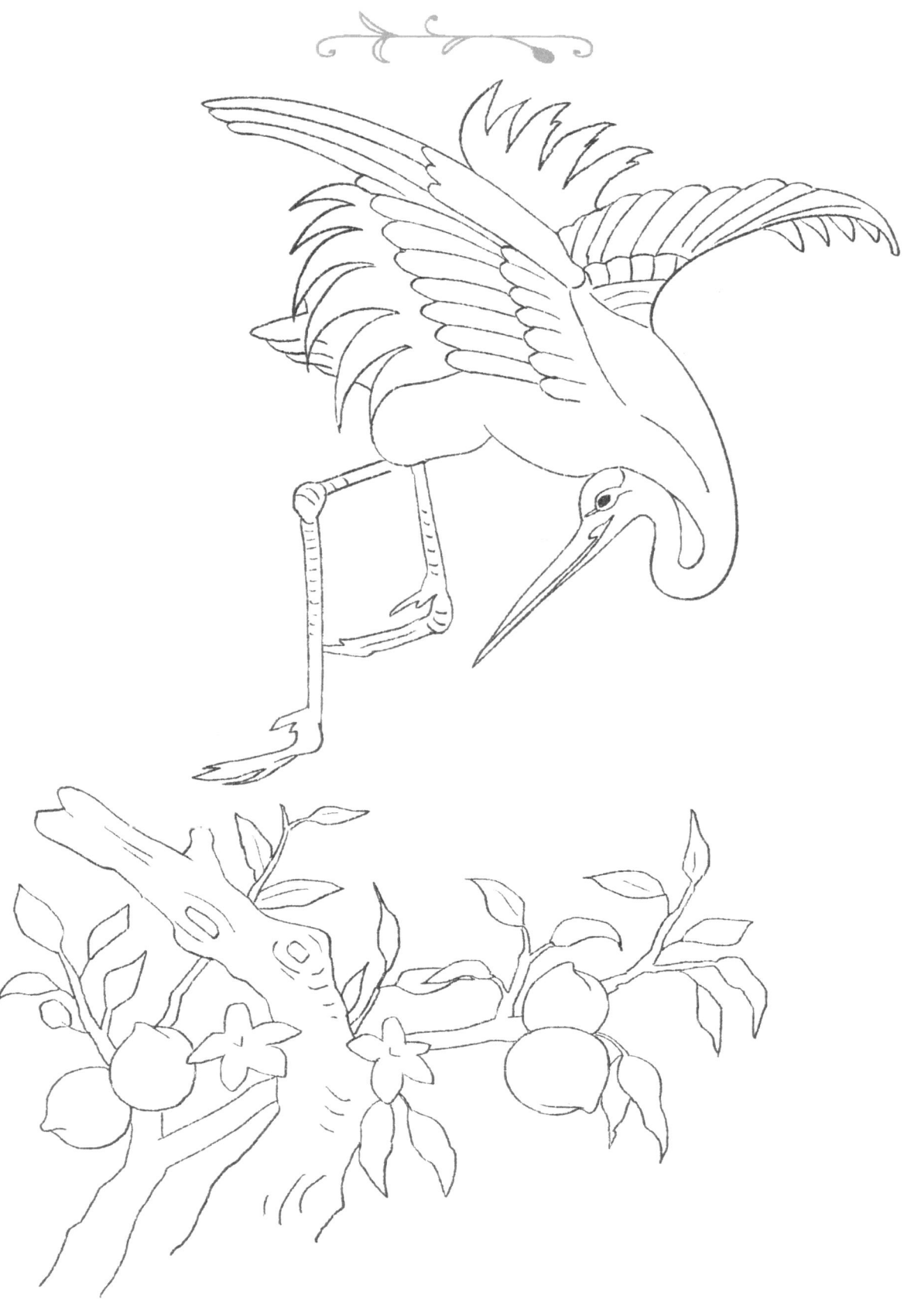

민화 속 복숭아는 장수를 상징합니다.

유교 문자도 '염'

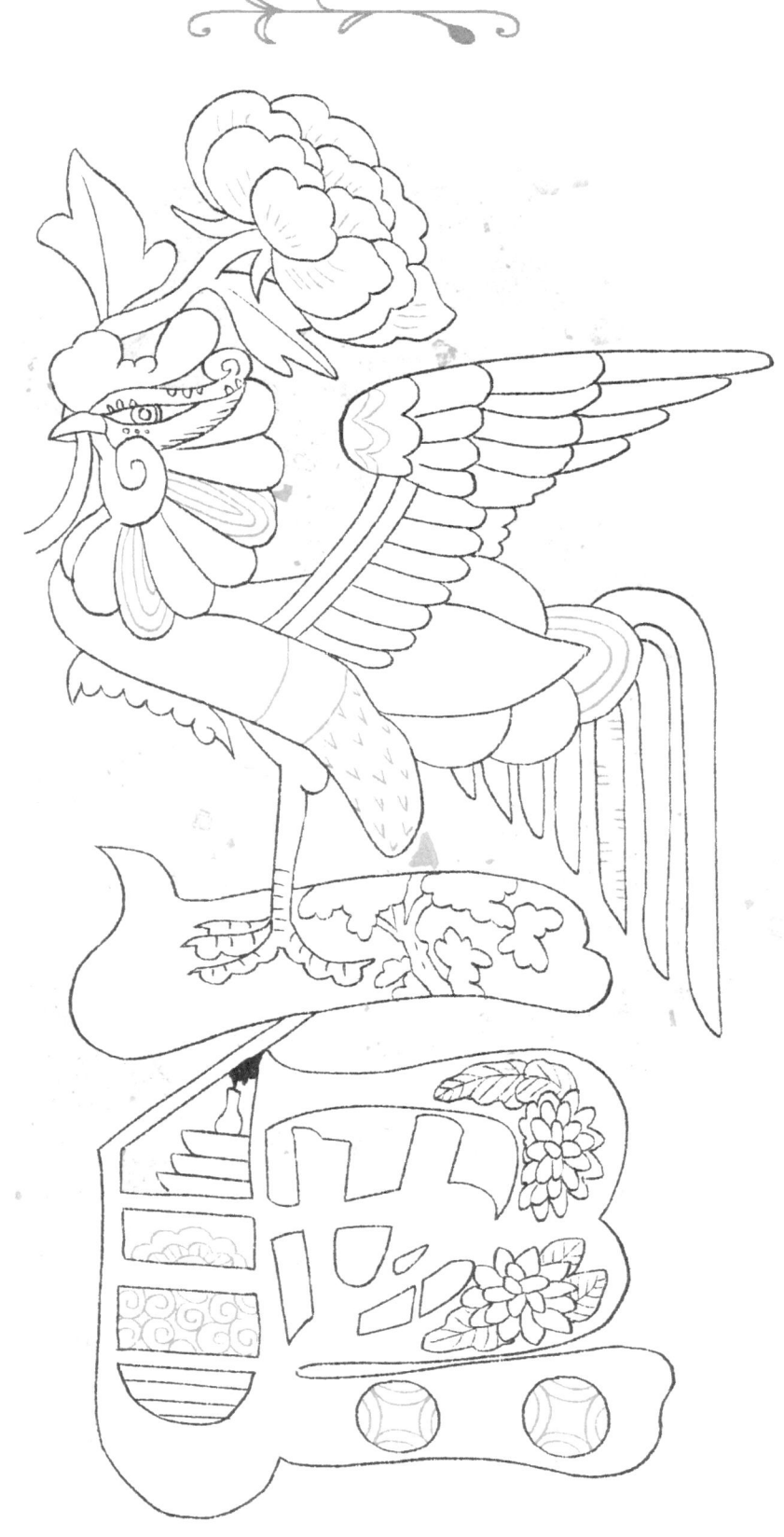

위 그림의 동물 '봉황'은 어떻게 생겼는지 관찰해 보세요.